RAPPORT

SUR

LE SERVICE DE LA MATERNITÉ

EN 1887

Par le Docteur **QUEIREL**

CHIRURGIEN EN CHEF

MARSEILLE

TYPOGRAPHIE ET LITHOGRAPHIE BARLATIER-FEISSAT

RUE VENTURE, 19

1888

Te 123
710

RAPPORT

SUR

LE SERVICE DE LA MATERNITÉ

EN 1887

415 femmes sont venues réclamer nos soins du 1ᵉʳ janvier au 31 décembre 1887.

Sur ce nombre il y avait :

277 filles
120 femmes mariées
18 veuves, depuis plusieurs années.
———
415

Elle ont fourni 394 accouchements et 396 parturitions, soit deux accouchements gémellaires; 20 ont avorté et 1 est venue achever sa délivrance à la maternité, l'enfant soustrait ne nous a pas été présenté.

Sur ses 394 femmes ayant accouché :

168 était primipares
226 multipares
———
394

La durée du travail a été en moyenne de 14 heures pour les premières et de 9 heures pour les secondes.

L'âge des femmes reçues s'est ainsi réparti :

Au dessous de 17 ans.	point
au dessous de 20 ans.	28
de 20 à 25 ans	161
de 25 à 30 ans.	116
de 30 à 35 ans.	66
de 35 à 40 ans.	33
à 40 ans.	4
de 40 à 45 ans.	6
à 47 ans.	1
	415

Sur les 394 accouchements, il y en a eu 341 à terme et 53 avant terme.

Ceux-ci se divisent en :

8 de 8 mois 1/2
36 de 8 mois
2 de 7 mois 1/2
7 de 7 mois
─────
53

Les 394 accouchements se divisent en 377 spontanés et 17 qui ont nécessité l'intervention de l'art.

On s'est servi : de la main six fois ; une fois pour réduire le cordon en procidence ; une fois pour tirer le pelvis défléchi avec procidence du cordon au premier degré ; une fois pour tirer sur le pelvis avec insertion vicieuse du placenta ; trois fois pour faire la version dans des présentations de l'épaule droite ; – du forceps sept fois : trois fois au détroit inférieur ; deux fois au détroit supérieur (vertex) ; deux fois triple application (face) ; – du crochet mousse : une fois pour tirer sur le pelvis, avec insertion anormale du placenta ; – du crâniotome et du céphalotribe, une fois ; – du bistouri, pour faire deux opérations césariennes, *post mortem*.

Le résultat de ses 17 interventions a été le suivant :

Sur les six manuelles, six fois la mère a survécu et trois fois les enfants ; dans les trois versions, les enfants étaient déjà morts.

Sur les sept applications de forceps : dans les trois au détroit inférieur, mères et enfants ont survécu ; dans les deux au détroit supérieur, mères et enfants sont morts, les bassins étaient rétrécis ; dans les deux présentations de la face, menton en arrière, les deux mères ont survécu ; des enfants, l'un est mort, l'autre a survécu.

Dans la traction avec le crochet mousse, l'enfant est mort, la mère a survécu ; il y avait insertion anormale du placenta.

Dans la crâniotomie suivie de la céphalotripsie, la mère a survécu. Enfin, les deux opérations césariennes, *post mortem*, n'ont donné que deux enfants morts.

Trois fois nous avons provoqué le travail, par la douche utérine, avec succès en ce qui concerne l'accouchement, mais dans des cas extrêmement graves, où nous n'avons pu conjurer les accidents que nous voulions éviter.

Une fois il s'agissait d'un bassin oblique ovalaire et malheureusement la grossesse était très près du terme, mère et enfant morts.

Une fois, près du terme aussi, pour prévenir l'asphyxie chez une femme atteinte de pneumonie double d'origine brightique, mère et enfant morts.

Enfin, une autre fois, 8 mois, pour une phtisie avancé, la mère a succombé, l'enfant a survécu (fille).

Nous avons observé trois fois l'eclampsie, deux fois pendant le travail, une fois après la délivrance, dans ce dernier cas la femme accoucha à 8 mois, c'était une primipare, elle eut trois accès et guérit.

Dans les deux autres cas, les mères ont guéri aussi, les enfants ont succombé, l'un d'eux était même putréfié.

Dans ces trois cas d'éclampsie, les femmes étaient albuminuriques.

La délivrance a été artificielle onze fois seulement, il n'y a pas eu d'hémorrhagie grave.

Quatre fois elle a été pratiquée pour des insertions vicieuses du placenta. Dans trois de ces derniers cas, on a pratiqué le tampomnement avant ou pendant le travail, avec succès.

L'allaitement maternel a été l'objet d'un soin spécial 28 fois seulement, pour des causes diverses, nous avons été obligés de recourir à l'allaitement artificiel, ou de donner l'enfant à la crèche, soit 7, 86 0/0 des enfants vivants.

Les suites de couche ont été bonnes en général et régulières. Une petite épidémie de fièvre, à forme typhoïde très atténuée, s'est montrée pendant les premières semaines de l'hiver, quand on a allumé les poêles. On brûlait alors du charbon, depuis on brûle du bois, et ces phénomènes n'ont plus reparu. D'ailleurs aucune femme n'a succombé à ces accidents, au moins dans le service.

Les femmes sont gardées en moyenne, de 12 à 15 jours, quelques unes sortent dès le 9me jour, d'autres ne sont en état de le faire que vers le 17me ou le 18me.

Il y a eu parmi les accouchées 9 décès, soit sur les 415, un peu plus de 2 0/0. C'est peu si l'on considère qu'on pourrait retrancher de ce chiffre une femme morte, exsangue, en entrant dans la salle, et une tuberculeuse à la dernière période.

Les 7 décès restants se décomposent ainsi qu'il suit :

- 2 péritonites puerpérales.
- 2 pneumonies puerpérales, dont une double, constatée avant l'accouchement.
- 1 scarlatine évacuée sur les fiévreuses.
- 1 phlegmatia alba dolens, morte plus d'un mois après ses couches.
- 1 escharre de l'utérus, dans un bassin rétréci.

7

Le nombre des enfants correspondant à ces accouchements a été de 396, a cause de deux grossesses gémellaires.

Sur ce chiffre nous avons eu, 356 enfants vivants :

	171	garçons
	185	filles
Et 40 morts nés..........	22	garçons
	18	filles
	396	

Soit une mortalité de 10 0/0 ou un peu plus y compris les fœtus putrifiés et ceux qui ont succombé plusieurs jours après leur naissance.

Parmi ces 396 enfants 259 pesaient 3000 gr. ou plus;

Dont	5	de	4000
»	1	de	4100
»	1	de	4600
»	1	de	4700
»	1	de	4850

Mais si l'on considère la proportion de la mortalité dans les accouchements avant terme, elle augmente de plus de 5 0/0.

Ainsi sur les huit accouchements à 8 m. 1/2, 8 enfants vivants, 4 garçons et 4 filles.

Sur les trente-six accouchements à 8 m., 25 vivants, 12 garçons, 13 filles, et 11 morts, 6 garçons, 5 filles.

Sur les deux accouchements de 7 m. 1/2, nous avons 1 garçon mort et 1 fille vivante.

Sur les sept accouchements de 7 m. une seule fille vivante et 6 morts, 3 garçons et 3 filles.

On voit que plus on se rapproche du terme de la grossesse et moins la mortalité est grande, contrairement à l'opinion d'une foule de gens du monde qui croient que les enfants de huit mois, ont moins de chances de vie que ceux de sept.

A ce propos je dois dire que nous n'avons pas obtenu de la couveuse, les résultats que nous en attendions.

Si l'on retranche ces 18 morts nés avant terme des 40 formant le chiffre total, nous n'avons plus sur les 341 accouchements a terme, qu'une mortalité de 6, 45 0/0.

Parmi ces enfants de naissance, nous avons eu deux monstruosités une fille anencéphale, s'étant présentée par la face, un garçon hydrocéphale, s'étant présenté par le vertex. Les mères ont eu des suites de couches heureuses.

Plusieurs de nos enfants ont eu des opthalmies purulentes. La maladie cependant, n'a pas pris le caractère épidémique et un seul enfant a eu la vue compromise, les autres ont guéri.

Une mère a eu la variole, sortie le lendemain de l'accouchement. Evacuée sur les varioleuses, elle a guéri et son enfant a été vacciné avec succès.

Outre les femmes qui ont accouché, il en est entré une qui avait accouché en ville et qui est venue à la Maternité avec le placenta dans le vagin. L'enfant, a-t-elle avoué, avait été caché dans une malle. Cette femme a été l'objet d'une poursuite judicaire.

AVORTEMENT.

Vingt femmes sont entrées avant la fin de leur grossesse à des époques variables ; après avoir avorté, elles sont toutes sorties guéries.

Il y a eu : deux avortements à 2 mois, une bipare de 28 ans, une tripare de 36 ans.

Un avortement à 3 mois, une bipare de 22 ans.

Un avortement à 4 mois, une primipare de 22 ans.

Cinq avortements à 5 mois, fœtus pesant :

```
        200   grammes
        400     »
        430     »
        900     »
```

plus un œuf entier. Toutes ces femmes étaient multipares

Six avortements à 6 mois, fœtus pesant :

    450   grammes
    550   »
  1150   »
  1300   »
  1640   »

deux primipares et trois multipares.

Six avortements à 6 mois 1/2, fœtus pesant .

    650   grammes
    900   »
  1200   »
  1300   »
  1500   »
  1700   »

Présentations : 4 pelvis, 2 vertex. 3 primipares, 3 multipares.

Une fois nous avons pu attribuer l'avortement à une forte émotion, plusieurs fois à la syphilis. Une fois un fœtus de 6 mois 1/2 a vécu deux jours, dans la couveuse.— Le traitement par l'expectation a toujours réussi ; deux fois seulement, nous sommes intervenus avec la main : une fois l'œuf était dans le col dilaté, une autre fois le placenta faisait saillie à l'ouverture du col.

La vaccination a fonctionné régulièrement. Tous les jeudis, à 10 heures du matin, les élèves sont initiées et exercées à la pratique de la vaccine. D'après le livre de la sœur, il y a eu 559 sujets vaccinés, dont 94 insuccès, 5 décédés dans la période vaccinale, mais pour des affections étrangères à la vaccine. Depuis cette année, nous avons tenu régulièrement un registre, indiquant le chiffre et les particularités des sujets vaccinés. Nous avons eu aussi à fournir à la préfecture pour le service des communes du département, un certain nombre de tubes de vaccin.

Au point de vue de la régularité du service, nous n'avons aucune observation à faire. Les élèves sages-femmes ont été appliquées à leur devoir, aussi bien pour les soins à donner aux femmes et aux enfants, que pour l'étude de la science des accouchements.

Le cours est complet chaque année, de sorte que les élèves qui passent 2 ans à la Maternité, revoient, la seconde année, les matières étudiées durant la première.

Du 1er novembre au 1er avril, le professeur traite de la partie Physiologique : de la grossesse, de l'accouchement, de la délivrance, des suites de couches et de l'allaitement.

A la fin de ce premier semestre, des interrogations sérieuses et des compositions écrites, sont exigées des élèves, et servent à leur classement pour le 2me semestre.

Durant celui-ci, qui commence après Pâques et va jusqu'au 10 juillet environ (à cause des examens de Montpellier), toute la partie pathologique est traitée, en respectant l'ordre énuméré plus haut, pour la partie physiologique. Des interrogations sont aussi faites à la fin du cours, comme récapitulation, avant les examens devant le jury des prix.

Les 415 femmes qui sont entrées à la Maternité, pendant l'année 1887, sont venues dans les conditions suivantes :

EN TRAVAIL

au début de la dilatation............	217	
avec la dilatation complète..........	63	295
sur brancards...................	15	

AVANT

5 à 6 jours avant le début du travail.	40	
15 jours	80	120
	415	415

Sur ces 415 femmes, 149 sont entrées pendant la nuit. On voit par ce tableau que plus des 2/3 des femmes nous arrivent en travail, près du cinquième arrive au dernier moment, enfin plus du tiers au milieu de la nuit.

De ces particularités il résulte que, si l'on voulait transporter la Maternité dans un lieu excentrique, on n'aurait que 120 accouchements par an, au lieu de 4 à 500. Car nous approchons souvent de ce dernier chiffre.

Ce serait réduire de beaucoup, pour nos élèves, les occasions de se former à la pratique des accouchements et de se familiariser avec toutes les péripéties de l'acte qu'elles sont appelées à diriger. J'ajouterai qu'en dehors des femmes qui entrent à la Maternité pour y faire leurs couches, beaucoup (au moins 20 par semaine) viennent se faire visiter, et permettent ainsi aux élèves sages-femmes de s'exercer au toucher, méthode d'investigation et de diagnostic si importante pour une accoucheuse. Evidemment ces femmes n'iraient pas courir à la campagne pour se faire examiner. Je ne vois donc aucun avantage à transporter la Maternité à la campagne. Ce qui fait le succès des accouchements dans la pratique rurale, c'est l'isolement plus encore que l'air pur des champs. Incontestablement on ne saurait nier que l'atmosphère de la campagne est plus salubre que celle des villes, surtout que celle d'un hôpital; mais transportez des germes morbides dans une maternité, établie dans les meilleures conditions hygiéniques possibles, et vous aurez des fièvres puerpérales.

A mon sens, ce qu'il faut, c'est de marcher avec les progrès de la science contemporaine, c'est de mettre nos accouchées dans des conditions où elles ne puissent être contaminées par aucun des porte-contages, si nombreux aujourd'hui, parce qu'on les connaît mieux; c'est d'avoir un local plus spacieux où l'on pourrait trier les femmes qui arrivent, et faire des catégories de celles qui sont saines absolument, de celles qui sont malades et surtout de celles qui seraient aptes à devenir malades du fait de l'accouchement; c'est d'avoir une salle de bains pour les femmes enceintes que l'on reçoit longtemps avant le travail, une autre salle pour celles qui n'attendent pas aux femmes enceintes et qui entrent au début du travail;

c'est d'avoir du linge qui, lavé dans les conditions ordinaires, passe à l'étuve avant d'entrer dans les armoires de la Maternité ; c'est d'avoir pour les élèves sages-femmes des vêtements spéciaux, imperméables, parce qu'ils peuvent mieux se laver avec des liquides antiseptiques ; c'est d'avoir en abondance de ces liquides antiseptiques, toujours à la disposition des personnes du service et des femmes en travail ; c'est enfin d'isoler plus complètement encore le service du milieu hospitalier, sinon de l'éloigner et de l'installer dans un autre bâtiment.

Grâce à ces quelques modifications, nous espérons diminuer encore la mortalité des femmes en couches et des enfants nouveau-nés.

Nous les recommandons avec confiance à la sollicitude de l'Administration.

1